BEI GRIN MACHT SICH IHR WISSEN BEZAHLT

AF137245

- Wir veröffentlichen Ihre Hausarbeit,
  Bachelor- und Masterarbeit

- Ihr eigenes eBook und Buch -
  weltweit in allen wichtigen Shops

- Verdienen Sie an jedem Verkauf

Jetzt bei www.GRIN.com hochladen
und kostenlos publizieren

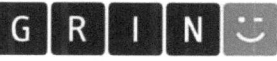

Die Auswirkung von sportlicher Spezialisierung im Kindes- und Jugendalter

Nils von Münster-Kistner

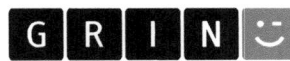

Bibliografische Information der Deutschen Nationalbibliothek:

Die Deutsche Nationalbibliothek verzeichnet diese Publikation in der Deutschen Nationalbibliografie; detaillierte bibliografische Daten sind im Internet über http://dnb.d-nb.de abrufbar.

ISBN: 9783346247414
Dieses Buch ist auch als E-Book erhältlich.

Fachhochschule Kärnten

Studienbereich Gesundheit & Soziales

Studiengang Physiotherapie

Die Auswirkung von sportlicher Spezialisierung Im Kindes- und Jugendalter

Bachelorarbeit

Zur Erlangung des akademischen Grades

Bachelor of Science in Health Studies

Vorgelegt von

Nils von Münster-Kistner

2017/2020

Klagenfurt, Juni 2020

Inhaltsverzeichnis

Zusammenfassung

Einleitung: Das Konzept der sportlichen Spezialisierung im Kindes- und Jugendalter ist ein relativ neues, aber dennoch weit verbreitetes. Aus diesem Grund gibt es aktuell noch wenig Studien über die Folgen zu diesem Thema. Das Ziel dieser Literaturarbeit ist es demnach herauszufinden, wie sich frühe sportliche Spezialisierung im Kindes- und Jugendalter hinsichtlich der Verletzungsanfälligkeit auswirkt.

Methode: Zur Beantwortung der Forschungsfrage wurden ein Systematic Review inklusive Metaanalyse, sowie fünf Volltextstudien zur Analyse und Gegenüberstellung herangezogen. Alle Studien erhoben Daten über den Grad der sportlichen Spezialisierung und das Auftreten von sportartbezogenen Verletzungen.

Ergebnis: Alle Studien sind sich in ihrem Ergebnis darin einig, dass ein hoher Grad der sportlichen Spezialisierung mit einem erhöhten Risiko mit einer Vielzahl von Verletzungen assoziierbar ist.

Schlussfolgerung: Frühe sportliche Spezialisierung geht mit einer erhöhten Anfälligkeit für Verletzungen einher und sollte somit vermieden werden. Unabhängig von der Sportart sollte das Bestreben herrschen, eine umfassenden und vielfältige Trainingsbetreuung zu implementieren, mit dem Ziel, alle sportmotorischen Fähigkeiten gleichermaßen zu entwickeln und somit eine breite Basis zu schaffen, die Verletzungen vorbeugt und den Grundstein für eine erfolgreiche sportliche Laufbahn bildet. (Strength-of-Recommendation Taxonomy grade: A)

Schlüsselwörter: frühe sportliche Spezialisierung, Verletzungen, Überlastung, Jugendsport, Verletzungshäufigkeit

Abstract

Introduction: The concept of sports specialization in childhood and adolescence is a relatively new one, but widespread. For this reason, there are currently few studies on the consequences of this topic. The aim of this literature work is therefore to find out how early sport specialization in childhood and adolescence affects the susceptibility to injury.

Method: To answer the research question, a systematic review including a meta-analysis as well as five full-text studies for analysis and comparison were used. All studies collected data on the degree of sport specialization and the occurrence of sport-related injuries.

Results: The results of all studies agree that a high degree of sport specialization is associated with an increased risk of an extensive number of injuries.

Conclusion: Early sport specialization is associated with an increased susceptibility to injuries and should therefore be avoided. Regardless of the sport, the aim should be to implement comprehensive and varied training support with the aim of developing all sports-related motor skills equally and, thus, creating a broad basis that prevents injuries and, subsequently, the foundation for a successful athletic career. (Strength-of-Recommendation Taxonomy grade: A)

Keywords: early sport specialization, injuries, overuse, youth sport, injury frequency

1 Einleitung

Bewegung begleitet uns das ganze Leben und ist für unsere physische und psychische Entwicklung von großer Bedeutung. Den ersten Kontakt mit sportlichen Aktivitäten haben die meisten Kinder mit dem Beginn der Schulpflicht. Laut einer Studie der Organisation für wirtschaftliche Zusammenarbeit und Entwicklung (OECD, 2012) mit dem Titel „Bildung auf einen Blick 2012" werden bei Neun- bis Elfjährigen in Österreich rund zehn Prozent der Pflichtstunden für Sport genutzt. Doch werden in eben jenen Altersgruppen meist keine eigens dafür ausgebildeten Sportlehrer*innen eingesetzt, sondern Volksschullehrer*innen leiten den Sportunterricht. Laut Otmar Weiß (2012), einem Experten vom Zentrum für Sportwissenschaften und Universitätssport der Universität Wien, führt dies zu keinem sinnvollen und zielgerichteten Sportunterricht. Bei der internationalen "Health Behaviour in School-aged Children-Study" (2009/10) gaben nur 30 Prozent der elfjährigen Mädchen und 40 Prozent der gleichaltrigen Buben an, sich über eine Stunde pro Tag so intensiv zu bewegen, dass sie zumindest phasenweise außer Atem kommen (Wiener Zeitung, 2012). Doch gerade in jungen Jahren ist für die Entwicklung ein vielfältiges Bewegungsangebot von großer Bedeutung, denn je umfangreicher, stabiler und abwechslungsreicher die Bewegungserfahrungen in den ersten Jahren der Schulzeit sind, umso höher ist die Bewegungssicherheit im Erwachsenenalter (Asmus 1991).

Im Laufe der Entwicklung durchlaufen Kinder verschiedene Lernphasen, in denen eine erhöhte Sensibilität für verschiedenste Lerneindrücke besteht. Diese Phasen werden auch als sog. Sensible Phasen bezeichnet. Vor bzw. nach diesen Phasen kann es mitunter schwieriger sein, dieselben Fähigkeiten zu entwickeln und einen höheren Lernaufwand erfordern. Veranschaulicht wird dies durch die folgende Tabelle 1.

Tabelle 1

Sensible Phasen nach Asmus (von Münster-Kistner, 2020)

Fähigkeiten Mädchen = x Jungen = o	Frühes Schulkindalter 6 – 10 Jahre	Spätes Schulkindalter 11–13 Jahre	Erste puberale Phase 11-15 Jahre	Zweite puberale Phase bis 19 Jahre
Reaktion	xxxxxxx oooooooo	xx oo		
Rhythmus	xxxxxxx oooooo	xxxxxxx oooooo		

Gleichgewicht	XXXXXXXX OOOOOOO	XXXXXXXX OOOOOOO		
Kinästhetik	XXXXXXXX OOOOOOO	XXXXXXXX OOOOOOO	XXX OOO	XX OO
Orientierung	XXXXXXXX OOOOOOO	XXX OOOOO	XXXXX OOOOOOOO	
Beweglichkeit	XXXXXXXX OOOOOOO	XXX OOOO	XXXX OOO	
Schnelligkeit	XXXXXXXX OOOOOOOO	XXXXXXXX OOOOOOOO	XXXXX OOOOOOO	OO
Maximalkraft/ Kraftausdauer	XXX OOOOOOOO		XXXXXX OOOOOOOO	XXXXXX OOOOOOOO
Aerobe Ausdauer	XXXXXXXX OOOOOOOO	XXXXXXXX OOOOOOOO	XXXXXX OOOOOOO	XXXXXX OOOOOOO
Anaerobe Ausdauer			XXXXXXX OOOOOOO	XXXXXXX OOOOOOO

Bereits ab dem zehnten Lebensjahr tritt das Prinzip „Use it or loose it" („Benutze oder ver-liere es") in Kraft und unser Hirn wird optimiert, indem Synapsen, die kaum gebraucht wer-den, abgebaut werden. Dies bedeutet, dass das Gehirn sich in seiner Struktur zunehmend an die vorhandenen Aktivitäten und Reize anpasst (Textor 2019). Hier lohnt es sich ebenfalls die Forschung des Psychologen Donald Olding Hebb zu erwähnen, der beim Aufstellen sei-ner Lerntheorie entdeckte, dass je häufiger ein Neuron A gleichzeitig mit Neuron B aktiv ist, die Wahrscheinlichkeit steigt, dass diese auch bei zukünftigen Lernprozessen und Aktivitä-ten aufeinander reagieren und in ihrer Synergie effizienter arbeiten („what fires together, wires together") (Doidge 2007).

Je vielfältiger und breiter also die Struktur des kindlichen Gehirns durch das Erlernte ist, desto leichter wird es später für den Jugendlichen und Erwachsenen, neue Dinge aus ähnli-chen Bereichen zu erlernen, da bereits Querverbindungen bestehen (Textor 2019). Im sport-lichen Kontext stellen die die sog. Sportmotorischen Fähigkeiten Kraft, Ausdauer, Schnel-ligkeit, Koordination und Rhythmus ein gutes Beispiel dar. Sportliche Betätigung bietet eine Vielzahl an körperlichen Vorteilen wie beispielsweise eine verbesserte Fitness, bessere No-ten sowie ein erhöhtes Selbstvertrauen (DiFiori 2014). Doch besonders im Bereich des Leis-tungssports geht der Fokus immer weiter weg von den körperlichen und geistigen Vorteilen, hin zu erfolgsbezogenen Parametern wie Spielzeit, Treffsicherheit, Stipendien etc. Durch den immer höher werdenden Leistungsdruck und den Bedarf an Nachwuchs kommt es infolgedessen zu einer immer früheren sportlichen Spezialisierung (Jayanthi et al. 2019). Ein weiterer Grund findet sich in der von Ericsson (1993) postulierten 10.000 Stunden-Regel, welche besagt das es 10.000 Stunden gezieltes Training unter Anleitung eines Trainers benötigt, um in einer Tätigkeit Perfektion zu erlangen. Diese Theorie wurde in der Zwischenzeit widerlegt, da Trainingsumfang alleine in den Augen vieler Experten und neuerer Studien noch lange nicht zur Perfektion führt und von vielen weiteren zum Teil noch unbekannten Faktoren mitbestimmt wird. Doch viele Trainer*innen und Eltern berufen sich in ihrer Trainingsmethodik nach wie vor auf das Prinzip von Ericsson. Das heißt, es wird bereits in jungen Jahren damit begonnen, sich ausschließlich auf eine Sportart zu konzentrieren und diese in hohem Umfang über das gesamte Jahr hinweg zu trainieren (per Definition von Jayanthi et al. 2019 über mehr als acht Monate im Jahr).

1.1 Aktueller Forschungsstand

Da das Konzept der sportlichen Spezialisierung im Kindesalter noch ein relativ neues ist, gibt es bis jetzt noch wenig Studien über die Langzeitfolgen dieser. Denn eine frühe Spezialisierung auf eine Sportart und die dafür notwendigen sportmotorischen Fähigkeiten geht unweigerlich mit einem Versäumnis in mindestens einem der anderen Bereiche einher. Das am häufigsten genutzte Assessment, um Aufschluss über den Grad der sportlichen Spezialisierung zu erhalten, ist die „3-Point Jayanthi scale"(Jayanthi et al. 2015), welche in Tabelle 2 dargestellt ist, doch abgesehen davon gibt es im Spitzensport keinen gemeinsamen Konsens ab wann Sportler*innen als spezialisiert gelten. Eine Studie von Rugg et al. (2017) lässt bereits erste Trends erkennen; so hat sich in den USA die Teilnahme an Schulsportveranstaltungen in den Jahren von 1995 bis 2015 von sechs Millionen auf knapp acht Millionen gesteigert. Doch lässt sich damit einhergehend auch ein Anstieg der Verletzungsrate durch Sportverletzungen bei fünf- bis 18-Jährigen beobachten. Am Beispiel der operativ versorgten, vorderen Kreuzbandrisse beträgt der Anstieg mehr als fünf Prozent (Rugg et al. 2017).

Tabelle 2

3-Point-Jayanthi Scale (von Münster-Kistner, 2020)

	Yes	No
Have you quit another sport to focus on one sport?		
Do you consider your primary sport more important than your other sports?		
Do you train more than eight months a year in your primary sport?		
Score		
0,1 = Low Specialization (LOW)		
2 = Moderate Specialization (MOD)		
3 = High Specialization (HIGH)		

1.2 Physiotherapeutische Relevanz

Krutsch et al. (2019) fanden in einer Studie mit professionellen Fußballspielern heraus, dass nach einem Riss des vorderen Kreuzbandes knapp 45% aller Fußballspieler ihre Karriere innerhalb von drei Jahren nach abgeschlossener Reha beendeten, da sie nicht mehr an ihr vorangegangenes Leistungsniveau anschließen konnten oder es zu einer Reruptur kam. Bezogen auf den Leistungssport hebt dies die Wichtigkeit von präventiven Maßnahmen hervor, mit welchen bereits im Kindesalter, im Sinne einer vielfältigen sportmotorischen Basis, begonnen werden sollte. Doch nicht nur akute Verletzungen, sondern auch Verletzungen, die durch Überbelastung entstehen, können, je nach Schweregrad, zu einer langen Unterbrechung der sportlichen Kariere führen und diese im schlimmsten Falle sogar beenden. So kamen Bell et al. (2018a) in einer sportartenübergreifenden Meta-Analyse zu dem Schluss, dass ein hoher Grad der Spezialisierung bei unter 18-Jährigen mit einem erhöhten Risiko für muskoloskeletale Überlastungsverletzungen assoziiert ist. Viele dieser Verletzungen ließen sich demzufolge vorbeugen, wenn im Kindes- und Jugendalter das sportliche Training vielfältiger gestaltet werden würde. Da Physiotherapeut*innen sowohl im Mannschaftssport als auch in Einzelsportarten häufig als beispielsweise Athletiktrainer*innen tätig sind oder andere beratenden Positionen innehaben, ließe sich hier über die Trainingsgestaltung sehr gut ansetzen.

Das Ziel dieser Literaturarbeit ist es demnach herauszufinden, wie sich frühe sportliche Spezialisierung im Kindes- und Jugendalter hinsichtlich der Verletzungsanfälligkeit auswirkt und ob bezüglich dieser Unterschiede im Vergleich zu Multisportler*innen bestehen.

1.3 Forschungsfrage

„Beeinflusst eine frühe Spezialisierung auf eine einzige Sportart im Kindes- und Jugendalter in der weiteren sportlichen Laufbahn die Verletzungshäufigkeit?"

Tabelle 3

PICOT-Kriterien (von Münster-Kistner, 2020)

PICOT - Kriterien		
P	Proband*innen	Leistungssportler*innen
I	Intervention	Hoher Grad an sportlicher Spezialisierung vor dem 18. Lebensjahr
C	Comparison	Geringer Grad an sportlicher Spezialisierung / Multisportler*innen
O	Outcome	Verletzungshäufigkeit
T	Time	-

Hypothese:

H1: Frühes Spezialisieren auf eine einzige Sportart im Kindes- und Jugendalter erhöht in der weiteren sportlichen Laufbahn die Verletzungshäufigkeit.

H0: Frühes Spezialisieren auf eine einzige Sportart im Kindes- und Jugendalter erhöht in der weiteren Sportlichen Laufbahn die Verletzungshäufigkeit nicht.

2 Methodik

In diesem Kapitel werden die Dokumentation der Literaturrecherche und die methodologische Analyse inklusive der Bewertung der ausgewählten Studien anhand des STROBE-Statements und des AMSTAR-kompakt Tools beschrieben. Weiters folgt die inhaltliche Analyse der Studien.

2.1 Literaturrecherche

Die Literaturrecherche wurde im Zeitraum vom 11. November bis 21. November 2019 mit den Online-Datenbanken PubMed.com und Researchgate.net durchgeführt. Es wurden die Suchwörter „youth", „sport", „specialization", „injury", „pediatric", „overuse", „athlete" in allen Kombinationen verwendet. Die nachfolgende Tabelle veranschaulicht Details zur gefundenen Literatur.

Tabelle 4

Literaturrecherche in PubMed – 11. November (von Münster-Kistner, 2019)

Suche	Keywords	Treffer
	Early AND Specialization AND youth AND Injury	60
1	Free-Fulltext	20
	Manuelle Selektion anhand des Abstracts	1

Tabelle 5

Literaturrecherche in PubMed – 11. November (von Münster-Kistner, 2019)

Suche	Keywords	Treffer
	Youth sport AND specialization AND injury	74
2.	Meta-Analysis	3
	Manuelle Selektion anhand der Titel	1

Tabelle 6

Literaturrecherche in PubMed – 13. November (von Münster-Kistner, 2019)

Suche	Keywords	Treffer
3.	Youth sport AND specialization AND overuse	74
	Free-Fulltext	26
	Manuelle Selektion anhand der Titel	2

Tabelle 7

Literaturrecherche – 16. November (von Münster-Kistner, 2019)

Suche	Keywords	Treffer
4.	E-mail an den Autor Dr. David Bell	
	Dokumente als Antwort erhalten	17
	Manuelle Selektion anhand der Titel und des Abstracts	1

Tabelle 8

Literaturrecherche in Researchgate – 21. November (von Münster-Kistner, 2019)

Suche	Keywords	Treffer
5.	pediatric AND Sports AND injury AND specialization	44
	2018 oder jünger	6
	Manuelle Selektion anhand der Titel	1

Die Studie von Bell et al. (2018b) war nicht kostenfrei als Volltext verfügbar, jedoch gewährte der Autor mir nach der Kontaktaufnahme Zugang zu diesem und sendete weitere Studien, die online nicht als Volltext verfügbar waren. Aus dem zugesendeten Material wurde eine weitere Studie ausgewählt.

2.2 Methodologische Untersuchung

Nach abgeschlossener Literaturrecherche konnten eine Systematic Review inklusive Meta Analyse sowie fünf Volltextstudien zur Beantwortung der Forschungsfrage herangezogen werden. Dabei handelt es sich um ein Systematic Review inklusive Meta Analyse von Bell et al. (2018a) und die Studien von Bell et al. (2018b), Confino et al. (2019), Field et. al. (2019), Moseid et al. (2019) und Rauh et al. (2018). Aufgrund des Datums der Veröffentlichung konnten Überschneidungen zwischen den Studien und dem Systematic Review ausgeschlossen werden, woraus sich eine hervorragende Aktualität ergibt.

Die Studien konnten aufgrund ihres Designs nicht, wie in der Regel üblich, mittels der PEDro Scale bewertet werden, da diese für Beobachtungsstudien nicht die passenden Kriterien aufweist. Zur Bewertung wurde stattdessen das „Strengthening the Reporting of Observational Studies in Epidemiology (STROBE-)Statement" (Elb et al. 2008) herangezogen. STROBE stellt eine Leitlinie dar, die 22 Überprüfungskriterien über die Berichterstattung von Beobachtungsstudien umfasst, und eignet sich somit besser für die Fragestellung dieser Arbeit und das daraus resultierende Studiendesign. Ein definiertes Ziel des STROBE-Statement ist es, die Glaubwürdigkeit der epidemiologischen Forschung sicherzustellen in dem Studiendesign, Durchführung und Auswertung auch für Dritte transparent beurteilbar sind und somit Stärken und Schwächen klar erkennbar werden. Die Autoren des STROBE-Statements geben als Limitierung an, dass mit dem STROBE-Statement zwar die Qualität der Berichterstattung bewertet werden kann, nicht aber die Forschung an sich (Elb et al. 2008)

Die sechs gewählten Volltextstudien wurden selbstständig nach bestem Wissen und Gewissen mithilfe des STROBE-Statements beurteilt. Darüber hinaus wurde der Level of Evidence bestimmt, veranschaulicht wird dies durch die untenstehenden Tabellen (Tabelle 9). Der Level of Evidence wird ebenfalls durch die untenstehende Tabelle veranschaulicht. Im Anhang befindet sich weiters Tabelle 11 und 12, welche die einzelnen Punkte des STROBE-Statements auflisten.

Tabelle 9

Level of Evidence (von Münster-Kistner, 2020)

Studie	STROBE-Score	Level of Evidence
Bell et al (2018b)	20/22	2a
Confino et al (2019)	20/22	3
Field et al (2019)	21/22	2a
Moseid et al (2019)	21/22	2a
Rauh et al (2018)	21/22	2a

Level	Definition
Ia	Meta- Analyse, systematische Übersichtsarbeit von RCTs, Megatrial
Ib	einzelne RCTs
IIa	Kohortenstudie mit Kontrollgruppe, nicht randomisierte CT, quasiexperimentelle Studien
IIb	Fall-Kontroll-Studie
III	Querschnitts-, ökologische Studie, Kohorte ohne Kontrollgruppe (Anwendungsbeobachtung), Fallserie
IV	Expertenmeinung, Grundlagenforschung

Die gewählten Studien weisen durchwegs einen hohen STROBE Score mit 20 – 21 von 22 möglichen erfüllten Kriterien auf. Keine der gewählten Studien erfüllt Kriterium 22, welches Aufschluss über die Finanzierung der Studien gibt. Zwar geben alle Studien an, dass ein Interessenskonflikt der Autoren ausgeschlossen werden kann und mit welchen Instituten für die Erstellung der Studie zusammengearbeitet wurde, Finanzierungsquellen lassen sich jedoch nicht eindeutig nachvollziehen. Der Level of Evidence ergibt sich aus dem Design der Studien.

Die in die Arbeit eingeschlossene Systemische Übersichtsarbeit von Bell et all (2018a), in der auch eine Metaanalyse durchgeführt worden ist, wurde mithilfe des AMSTAR kompakt Tools bewertet (Shea et al. 2007).

Tabelle 10

AMSTAR kompakt Tool Kriterien (von Münster-Kistner, 2020)

AMSTAR kompakt Tool	Score	1	2	3	4	5	6	7	8	9	10	11
Bell et al. (2018a)	11/11	X	X	X	X	X	X	X	X	X	X	X

Das Systematic Review von Bell et al. (2018) erfüllt alle elf AMSTAR kompakt Kriterien und ist somit von sehr guter Qualität.

2.3 Inhaltliche Analyse

Das allgemeine Ziel aller Studien war es, herauszufinden, wie sich eine frühe sportliche Spezialisierung im Sport auf die Verletzungshäufigkeit auswirkt. Abhängig von der Studie wurden weiter Outcome Kriterien wie Menstruationsanomalien und Krankheitsrisiko erfasst.

2.3.1 Studien Design

Bell et al. (2018a) führte ein Systematic Review mit Metanalyse durch. Fünf Studien, die alle Einschlusskriterien erfüllten, wurden analysiert. Eine davon war eine prospektive vier weitere waren retrospektive Studien. Die Studie von Bell et al. (2018b) wurde ebenfalls als prospektive Studie durchgeführt. Die Proband*innen wurden mittels Fragebogen inklusive eines follow-up Fragebogens beim Erfüllen vordefinierter Kriterien, in Zusammenarbeit mit ihren Eltern über ihre Verletzungen der letzten 12 Monate befragt, um eine Erinnerungsverzerrung auszuschließen. Confino et al. (2019) erhob die Daten retrospektiv auf Grundlage der Major- (MLB) und Minor League Baseball (MiLB) Datenbanken sowie der High School Datenbanken. Field et al. (2019) sammelten prospektive Daten, wobei die Proband*innen unter Mithilfe der Eltern über einen Zeitraum von sieben Jahren einmal jährlich mittels Fragebogen befragt wurden. Die Untersuchung von Moseid et al. (2019) fand ebenfalls in einem prospektiven Stil statt. Die Athlet*innen und Trainer*innen füllten über 26 Wochen einen vorgefertigten Fragebogen aus und führten Trainingstagebuch. Rauh et al. (2018) erfasste prospektiv über zwei Jahre Daten der Probandinnen, diese füllten einen „daily injury report" aus. Außerdem wurde mit den Trainer*innen zusammengearbeitet welche zuvor eine Schulung zur Datenerhebung erhielten und sich zweimal monatlich mit dem Team der Studie trafen.

Die ins Systematic review von Bell et al. (2018a) eingeschlossenen Studien erstreckten sich über eine Untersuchungsdauer von 12 bis 36 Monaten. Bell et al. (2018b) erfasste ebenfalls Daten der vergangenen 12 Monate. Die Untersuchung von Confino et al. (2019) erstreckte sich über die Jahre 2008 bis 2016. Field et al. (2019) erhob Daten von 1996 bis 2005. Moseid et al. (2019) erhob über sechs Monate Daten der Proband*innen. Die Studie von Rauh et al. (2018) erstreckte sich über einen Zeitraum von 12 Monaten.

2.3.2 Einschlusskriterien

Die Einschlusskriterien für Studien in das Systematic Review von Bell et al. (2018) umfassten den Focus auf Überlastungsverletzungen, des Weiteren mussten sie einem Peer-Review unterzogen worden sein, in Englisch verfasst und im Jahr 2000 oder später publiziert worden sein. Die Proband*innen durften nicht älter als 18 Jahre alt sein und es wurde nur originäre Forschung verwendet. Bell et al. (2018b) schlossen Proband*innen in ihre Studie ein, die zwischen 12 und 18 Jahren alt waren, in den vergangenen 12 Monaten in einem Fußballverein aktiv waren und den Fragebogen inklusive Follow Up vollständig ausgefüllt hatten. Confino et al. (2019) schlossen in die Datenerhebung Baseballspieler ein, die in den Jahren 2008 bis 2016 in den ersten beiden Runden des MLB Drafts[1] ausgewählt wurden, um in der Profi-Liga zu spielen und dort mindestens ein Spiel absolvierten. Die Einschlusskriterien für Field et al. (2019) umfassten ein Alter zwischen neun und vierzehn Jahren und die Mütter mussten zuvor an der Nurses' Health Study II teilgenommen haben. Moseid et al. (2019) schlossen Proband*innen in die Studie ein, die sich zum Zeitpunkt der Erhebung im ersten Jahrgang an einer von drei ausgewählten Elite Sportakademien befanden, die für die Aufnahme bereits sehr gute Kompetenzen im jeweiligen Sport voraussetzen. Rauh et al. (2018) inkludierten Probandinnen, die eine von sechs ausgewählten High Schools besuchten, zwischen 13 und 18 Jahren alt waren und an Wettkämpfen im Langdistanzlaufen teilnahmen. Des Weiteren musste ihre Periode bereits eingesetzt haben.

2.3.3 Ausschlusskriterien

Als Ausschlusskriterien für Studien wurden für das Systematic Review von Bell et al. (2018a) folgende Punkte definiert. Studien wurden ausgeschlossen, wenn sie sich nicht explizit auf Überlastungserscheinungen bezogen oder kein direkter Vergleich zwischen spezialisierten und nicht spezialisierten Athlet*innen gemacht wurde. Studien, in denen die Proband*innen älter als 18 Jahre waren, wurden ebenfalls ausgeschlossen sowie Studien bei denen es keinen Zugang zum Volltext und den originalen Datensätzen gab. Bell et al. (2018b) definierten als Ausschlusskriterium die Nichterfüllung der Einschlusskriterien. Confino et al. (2019) definierten als Ausschlusskriterium ebenfalls die Nichterfüllung der Einschlusskriterien, sowie das Fehlen von genügend Daten in den Online-Datenbanken der MLB. Als Ausschlusskriterien wurden bei Field et al. (2019) die folgenden Punkte definiert.

---

[1] Der MLB Draft findet jährlich in drei Phasen statt und bietet den Teams der MLB die Chance, sich die Rechte an neuen Spieler*innen zu sichern, welche zuvor an der High School oder dem College unter dem Dach der NCAA gespielt haben.

Proband*innen, bei denen keine vollständig ausgefüllten Fragebögen vorhanden waren oder die zur Verfügung gestellten Informationen als nicht plausibel klassifiziert wurden, wie beispielsweise abnorme, nicht dem Alter entsprechende Trainingszeiten. Bei Moseid et al. (2019) wurden Proband*innen, die der Teilnahme an der Studie zugestimmt hatten, nur aufgrund mangelnder Zusammenarbeit mit den Trainer*innen und den Verantwortlichen der Studie, welche die Interviews führten, ausgeschlossen. Rauh et al. (2018) definierten als Ausschlusskriterium ebenfalls die Nichterfüllung der Einschlusskriterien sowie mangelhafte Dichte der erhobenen Daten aufgrund mangelnder Compliance.

2.3.4 Gruppeneigenschaften

Bell et al. (2018a) schlossen in ihr Systematic Review Studien ein, an denen sowohl Mädchen und Jungen teilnahmen; Bell et al. (2018b) schlossen in ihre Studie ebenfalls beide Geschlechter ein. Confino et al. (2019) untersuchten ausschließlich Jungen, wohingegen Field et al. (2019) wie auch Moseid et al. (2019) beide Geschlechter untersuchten. Rauh et al. (2018) schloss aufgrund der Fragestellung nur Mädchen ein.

Das Alter der Teilnehmer*innen im Systematic Review von Bell et al. (2018a) reichte von zehn bis maximal 18 Jahre, die Proband*innen in der Untersuchung von Bell et al. (2018b) waren jüngstens 12 und ältestens 18 Jahre alt. Die Baseline Data von Confino et al. (2019) gibt an, dass die Proband*innen zum Zeitpunkt der Datenerhebung im Schnitt 19 Jahre alt waren und die Daten rückwirkend bis zum Beginn der High School, also dem 14 Lebensjahr, erhoben wurden. Field et al. (2019) sammelte Daten von Neun- bis 14-Jährigen. In der Studie von Moseid et al. (2019) wurden 15- bis 16-Jährige befragt. Rauh et al. (2018) schloss Probandinnen im Alter von 14 bis 16 Jahren ein.

Bell et al. (2018a) untersuchten in den in das Systematic Review eingeschlossenen Studien die Ergebnisse von insgesamt 5617 Proband*innen, davon waren 3082 weiblich, 2535 männlich. Bei Bell et al. (2019b) wurden insgesamt 761 Proband*innen untersucht, 431 weibliche und 330 männliche. Confino et al. (2019) untersuchten 746, ausschließlich männliche Probanden. Field et al. (2019) erfassten die Daten von 10 138 Proband*innen, aufgeteilt auf 5706 weibliche und 4307 männliche. Moseid et al. (2019) schlossen 259 Proband*innen in seine Studie ein, die Geschlechterverteilung konnte nicht nachvollzogen werden. Rauh et al. (2018) untersuchten 126 Probandinnen.

2.3.5 Messparameter

Bell et al. (2018a) konzentrierten sich in ihrem Systematic Review ausschließlich auf Überlastungsverletzungen. In den einzelnen eingeschlossenen Studien wurden Überlastungsverletzungen des Knies, patellofemoraler Knieschmerz, allgemeine Überlastungsverletzungen und alle Überlastungsverletzungen der unteren Extremität als Outcome gewählt. Bell et al. (2018b) schlossen alle Verletzungen in ihre Studie ein und separierten in weiterer Folge mittels Follow Up. Besonders hervorgehoben wird hier das Outcome bezüglich Knieverletzungen, wobei diese in allgemeine und Fußballsspezifische sowie akute und Überlastungsverletzungen untergliedert werden. In der Studie von Confino et al. (2019) wurden das Risiko für Verletzungen der gesamten oberen Extremitäten und die Wiederverletzungsrate untersucht, dies umfasste unter anderem Impingent Syndrome, Bänderrisse im Ellenbogen und Sehnenentzündungen. Ein gesonderter Punkt waren Zerrungen der Bauch- und Rückenmuskulatur sowie Hamstring Verletzungen. Außerdem wurde die Anzahl der Spieltage in der MLB erhoben. Field et al. (2019) schlossen alle sportartbezogenen Verletzungen mit ein und untersuchten des Weitern den Zusammenhang zur gesamten Aktivitätszeit. Ein besonderes Fokus lag hierbei auf Stressfrakturen, Sehnenentzündungen, Osteochondritis Dissecans, osteochondrale Deffekte, patellofemorale Schmerzen und Risse des vorderen Kreuzbandes (VKB). Moseid et al. (2019) bezogen alle sportartbezogenen Verletzungen mit ein und erhoben außerdem das Krankheitsrisiko. Hier wurde zwischen akuten Verletzungen und Überlastungsverletzungen unterschieden, und es folgte eine Evaluation des Krankheitsgrundes und anderer gesundheitlicher Probleme, auch psychischer Natur. Rauh et al. (2018) sammelten ebenfalls Daten zu allen sportartbezogenen Verletzungen und zusätzlich den Menstruationsstatus. Auch hier wurde zwischen akuten Verletzungen und Überlastungsverletzungen unterschieden. Ein weiteres Augenmerk lag auf Verletzungen des unteren Rückens sowie der Hüfte und des Beckens. Des Weiteren wurde in leichte, mittlere und schwere Verletzungen untergliedert und die Wiederverletzungsrate desselben Körperteils erhoben.

In das Systematic Review von Bell et al. (2018a) wurde der Grad der sportlichen Spezialisierung in den eingeschlossenen Studien entweder mittel Selbstreport, über die Anzahl und die Dauer der ausgeübten Sportarten, oder mittels der 3-Point-Jayanthi Skala (Jayanthi et al. 2015) ermittelt. Bell et al. (2018b) nutzten ebenfalls die bereits erwähnte 3 Punkte Skala (Jayanthi et al. 2015). Confino et al. (2019) klassifizierten Sportler als spezialisiert, wenn diese in der der High School, abgesehen von Baseball, keine weiter Sportart betrieben. Zum

Zeitpunkt der Datenerhebung von Field et al. (2019) ab dem Jahr 1996 gab es die vordefinierte Fragestellung der 3-Point-Jayanthi Skala (Jayanthi et al. 2015) noch nicht, doch geht aus dem Fragebogen, mit welchem sie den Grad der sportlichen Spezialisierung erhoben, hervor, dass die Fragestellung sich größtenteils ähnelte und somit vergleichbar ist. Die Proband*innen galten als spezialisiert, wenn sie eine Sportart über den gesamten Schulzeitraum des Jahres (8 Monate) ausübten und in den Jahren zuvor an keinen anderen Schulsportarten teilgenommen hatten. Außerdem wurden zur Beurteilung die gesamte Trainingszeit und die Trainingszeit der sportlichen Teilbereiche erfasst. Moseid et al. (2019) definierten den Grad der sportlichen Spezialisierung ebenfalls mit einem Fragebogen, der mit der 3-Point-Jayanthi Skala (Jayanthi et al. 2015) vergleichbar ist. Sie fragten ab, in welchem Alter die Proband*innen eine Sportart als wichtiger als eine andere definierten. Wobei jünger als zwölf als frühe und älter als zwölf als späte Spezialisierung gewertet wurde. Weiters erhoben sie welche Sportarten die Proband*innen in den vergangenen sechs Jahren aktiv betrieben hatten. Als Multisport-Athlet*innen wurden jene klassifiziert, die in den vergangenen zwei Jahren zusätzlich zu ihrer Hauptsportart regelmäßig mindestens eine weiter Sportart betrieben hatten. Die Trainings- und Wettkampf-Umfänge der einzelnen Sportarten wurden ebenfalls für die vergangenen zwölf Monate erhoben und die Proband*innen mussten angeben, wie wichtig ihnen die jeweiligen Sportarten waren. Rauh et al. (2018) nutzen die 3-Point-Jayanthi Skala (Jayanthi et al. 2015), um Aufschluss über den Grad der sportlichen Spezialisierung zu erhalten.

Aus dem Systematic Review von Bell et al. (2018a) konnten keine detaillierten Informationen darüber gesammelt werden, welche Informationen der Fragebogen oder die Interviews der einzelnen Studien erhoben, oder wie die Befragung stattfand. Bell et al. (2018b) erstellten einen OnlineFragebogen, der von Fußballvereinen, Trainer*innen, High School Coaches und Sportmedizinern verbreitet wurde. Erfasst wurden alle Daten über sportbezogene Verletzungen der letzten zwölf Monate, Grad der Spezialisierung, Alter, Geschlecht, Trainingsumfang pro Woche und der Monate pro Jahr in dem die Sportart ausgeführt wurde, Knieverletzungen wurden mit einem Follow Up-Fragebogen gehandhabt, um genauere Informationen über den Hergang zu erhalten. Confino et al. (2019) hatten, wie bereits erwähnt, keinen direkten Kontakt zu den Probanden, sondern erhoben die Daten über die Online-Datenbanken der MLB, MiLB und der High-Schools. Erfasst wurden Alter, Größe, Gewicht, Body Mass Index (BMI), Spielerposition, Verletzungshistorie, die in der High School ausgeübten Sportarten, Anzahl der potentiell möglichen Spieltage in der MLB, Anzahl der tatsächlich gespielten Spiele, gespielte Saisonen, Karierelänge, Gründe für Nichtteilnahme an Spielen und das Alter zum Zeitpunkt der Auswahl für die MLB im Draftverfahren. Field et al. (2019) erfragten in ihrem Fragebogen, der an Teilnehmer einer vorangegangenen Studie ausgesendet wurde, den Grad der Spezialisierung, die ausgeübten Sportarten, Alter, Geschlecht, Gewicht, Größe, BMI, Trainingsstunden pro Woche in den einzelnen Sportarten sowie die Aktivitätszeit in weiteren schulischen Aktivitäten und die Verletzungshistorie. Frauen wurden außerdem nach ihrem Menstruationsstatus befragt und in welchem Ater diese begonnen hatte. Moseid et al. (2019) arbeiteten mittels Fragebogen, der die folgenden Punkte umfasste: Grad der Spezialisierung, Alter zum Zeitpunkt der Spezialisierung, Alter, Geschlecht, Größe, Gewicht, BMI, Verletzungshistorie, ausgeübte Sportarten, Trainingsumfänge und Krankheitshistorie, wobei auch Depressionen, Angstzustände und allgemeine Überforderung im Alltag evaluiert wurden. Verletzungen mussten zusätzlich mit dem Oslo Sports Trauma Research Centre questionaire on health problems (OSTRC) (Clarsen et al. 2013) dokumentiert werden (siehe Anhang). Dies geschah in einem wöchentlichen Rhythmus, wobei im Falle einer Verletzung oder Krankheit unverzüglich ein Interview per Telefon oder persönlich stattfand, um weitere Informationen zu sammeln. Die Proband*innen mussten zusätzlich ein Trainingstagebuch führen, in dem sie Umfänge und körperliches Befinden festhielten. Die Proband*innen wurden außerdem gebeten, ihre Leistung im jeweiligen Sport im Vergleich zu anderen Athleten im selben Alter zu evaluieren. Zur Auswahl standen Top 1-, 5-, 10-, 25-, 50- und die unteren 50 Prozent. Das Trainer*innen Team wurde ebenfalls gebeten, die Leistung der Proband*innen im Vergleich zu anderen Athleten im selben Alter zu evaluieren. Am Ende der Untersuchungsperiode wurde mit allen Proband*innen ein persönliches Interview durchgeführt, bei dem die vorhandenen Aufzeichnungen besprochen wurden. Rauh et al. (2018) erfragten in ihrem Fragebogen, der an Teilnehmerinnen ausgesendet wurde, die in den Jahren 2003 – 2004 an Schulwettkämpfen im Laufen teilgenommen hatten, den Grad der Spezialisierung, die ausgeübten Sportarten, Alter, Gewicht, Größe, BMI, Trainingsstunden pro Woche in den einzelnen Sportarten sowie die Aktivitätszeit in weiteren schulischen Aktivitäten und die Verletzungshistorie. Außerdem wurden sie nach ihrem Menstruationsstatus befragt und in welchem Alter diese begonnen hatte. Gefragt wurde auch nach dem Auftreten von Amenorrhoe und Oligomenorrhoe und dem Einnameverhalten von Hormonen. Vor jeder Trainingseinheit füllten die Trainer*innen zusätzlich einen Verletzungsbericht aus und die Probandinnen waren dazu angehalten, bereits geringste Symptome an die Trainer*innen zu melden.

2.3.6 Sportarten

Im Systemativ Review von Bell et al. (2018a) wurden die folgenden Sportarten untersucht: Fußball, Basketball, Tennis, Volleyball, Baseball, Softball, Tennis, Track and Field, Cross-Country Laufen, Wrestling, Schwimmen, Ice Hockey, Lacrosse, Gymnastik und Cheerleading. Bell et al. (2018b) führten die Studie an Fußballspieler*innen durch, wohingegen Confino et al. (2019) Baseballspieler untersuchte. Field et al (2019) befragte Sportler*innen aus folgenden Bereichen: Laufen, Basketball, Baseball, Tanzen, Schwimmen, Skaten, Fußball, Tennis, Football, Volleyball, Martial Arts, Hockey und Gymnastik. Die Studie von Moseid et al. (2019) umfasste die folgenden Sportarten: Biathlon, Radsport, Schwimmen, Ski-Alpin, Free Ski, Basketball, Ice Hockey, Fußball, Floorball und Langlaufen. Rauh et al. (2018) untersuchten ausschließlich Läuferinnen.

3 Ergebnisse

Alle Studien erhoben den Grad der sportlichen Spezialisierung mittels miteinander vergleichbarer Assessments, um in spätere Folge die Verletzungshäufigkeit der einzelnen Gruppen miteinander vergleichen zu können.

Das Systematic Review von Bell et al. (2018a) ergab, dass in den eingeschlossenen Studien zwischen 13,3 und 37,5 Prozent der Proband*innen einen hohen Grad der Spezialisierung aufwiesen. In der Studie von Bell et al. (2018b) an Fußballspieler*innen wiesen 35,7 Prozent einen hohen Grad der Spezialisierung auf, 35,6 Prozent einen mittleren sowie 28,6 Prozent einen geringen Grad. Confino et al. (2019) identifizierte 68 Prozent der Baseballspieler als hochspezialisiert. Bei Field et al. (2019) wiesen 58 Prozent der Proband*innen einen hohen Spezialisierungsgrad auf, wobei dieser sich über den Zeitraum der Datenerfassung auf 53,8 Prozent bei den männlichen und auf 56,3 Prozent bei den weiblichen Proband*innen verringerte. In der Untersuchung von Moseid et al. (2018) gaben 39 Prozent der Proband*innen an, sich bereits früh spezialisiert zu haben auf 23 Prozent trafen sowohl das definierte Kriterium der frühen Spezialisierung zu als auch das Ausüben nur einer Sportart zum Zeitpunkt der Spezialisierung. In der Studie von Rauh et al. (2018) an Läuferinnen wiesen 21,4 Prozent einen hohen Grad der Spezialisierung auf, 30,2 Prozent einen mittleren sowie 48,4 Prozent einen geringen Grad.

Das Systematic Review von Bell et al. (2018a) kommt zu dem Schluss, dass Proband*innen mit einem hohen Grad der Spezialisierung mit 1.18-facher Wahrscheinlichkeit (p < 0,05) eine Überlastungsverletzung erlitten, als jene mit moderater Spezialisierung und mit 1.81-fach erhöhter Wahrscheinlichkeit (p < 0,05), als jene mit geringer Spezialisierung. In zwei der fünf von Bell et al. (2018a) analysierten Studien zeigte sich ein höchst signifikant erhöhtes Risiko für Überlastungsverletzungen (p < 0,001) mit einer bis zu 4.74-mal höheren Wahrscheinlichkeit. Bell et al. (2018a) sprechen auf Grundlage der Strenght-of-Recommendation Taxonomy (Ebell et al. 2004) als Ergebnis eine Empfehlung der Klasse B gegen eine frühe sportliche Spezialisierung aus, da die analysierten Ergebnisse zwar alle eindeutig sind, jedoch nicht genügen Studien mit einem Evidence Level von II oder höher eingeschlossen wurden.

In der Studie von Bell et al. (2019b) dokumentierten die Proband*innen, dass sie an 4.5 Tagen (± 1) der Woche in ihrer Hauptsportart Fußball trainierten und durchschnittlich auf ein Trainingspensum von 10.7 Stunden (± 5.3) pro Woche kamen. Insgesamt erlitten 9.5 Prozent der Teilnehmer*innen im Laufe der Studie eine Überlastungsverletzung und 16.8 Prozent eine akute Verletzung des Knies. 7.5 Prozent der Überlastungsverletzungen des Knies und 15.1 Prozent der akuten Verletzungen waren eindeutig auf die Teilnahme am Fußballtraining und an Turnieren zurückzuführen. Die Proband*innen mit einem hohen Grad der Spezialisierung dokumentierten zweimal häufiger sowohl akute als auch Überlastungsverletzungen (p < 0,05) als jene mit einem geringen Grad der Spezialisierung. In einem weiteren Schritt bezogen sie nur jene akuten und Überbelastungsverletzungen des Knies mit ein, die direkt in Verbindung mit Fußball standen und kamen zum dem statistisch höchst signifikanten Ergebnis (p < 0,001), dass die Proband*innen mit einem hohen Grad der Spezialisierung 5.49 mal häufiger von eben jenen berichteten. Darüber hinaus konnte ein statistisch signifikanter Zusammenhang (p < 0,05) zwischen sportspezifischem Training in einer Sportart über mehr als acht Monate pro Jahr und einem 1.97-mal höherem Risiko für Überlastungsverletzungen festgestellt werden. Als zusätzliche Risikofaktoren für Knieverletzungen wurden eine vorangegangen Knieverletzung und weibliches Geschlecht definiert.

Confino et al. (2019) kamen zu dem Ergebnis, dass Multisport-Athleten es mit höherer Wahrscheinlichkeit (46 Prozent) in ein MLB Team schaffen als jene mit hoher Spezialisierung (43 Prozent). Zum Zeitpunkt des Drafts zeigten sich keine statistisch signifikanten Unterschiede zwischen Athleten mit verschiedenen Spezialisierungsgraden. Jedoch fällt auf, dass Athleten mit einem geringen Grad der Spezialisierung zum Zeitpunkt des Drafts älter waren als jene mit hoher Spezialisierung, jedoch ist dieses Ergebnis knapp nicht statistisch signifikant (p = 0,06). Für Athleten mit hoher Spezialisierung ergab sich ein statistisch signifikant höheres Risiko (p = 0,009) eine Verletzung der oberen Extremität zu erleiden als für Multisport-Athleten. Das Risiko einer Knie- oder Sprunggelenksverletzung war für dieselbe Gruppe ebenfalls statistisch signifikant erhöht (p < 0,001). 56.25 Prozent der MLB Pitcher mit einem geringen Grad der Spezialisierung erlitten im Laufe ihrer Kariere eine Verletzung der Schulter oder des Ellenbogens, MLB Pitcher mit einem hohen Grad der Spezialisierung erlitten eine dieser Verletzungen zu 75.44 Prozent mindestens einmal in ihrer Kariere, wobei der Unterschied statistische Signifikanz aufweist (p = 0,008). Hoch spezialisierte Athleten, welche eine Verletzung des Ellenbogens erlitten hatten, waren ebenso 16 Prozent anfälliger sich auf dieselbe Art? wieder zu verletzen als Multisport-Athleten, auch dieses Risiko ist statistisch signifikant (p = 0,002). Letztendlich resultierte dies in einer statistisch signifikant erhöhten Einsatzzahl (p < 0,05) in Spielen der MLB von Multisport-Athleten gegenüber jenen mit einem hohen Grad der Spezialisierung.

Field et al. (2019) fanden heraus, dass die Proband*innen mit einem höheren Grad der Spezialisierung auch ein statistisch signifikant erhöhtes Risiko (p < 0,05) für Sportartspezifische Verletzungen haben, jedoch wurde zusätzlich angegeben, dass der Grad der sportlichen Spezialisierung zwar ein Indikator für das Verletzungsrisiko ist, aber zusätzlich auch das gesamte Aktivitätsvolumen als Indikator herangezogen werden sollte. Weiters variierte das Risiko abhängig von der Sportart und dem Geschlecht. So zeigte sich bei den Probandinnen, die ein gewisses wöchentliches Trainingspensum, das sich aus der Formel (Alter – drei) ergibt, überschritten, sich statistisch signifikant öfter verletzen (p < 0,05). Bei den Probanden war ein solches Muster nicht zu erkennen. 18 Prozent der Mädchen und 15 Prozent der Jungen erlitten über den Zeitraum der Untersuchung zumindest eine Überlastungsverletzung oder eine VKB Verletzung. Sehnenentzündungen waren die häufigste Überlastungsverletzung. Es konnte kein Zusammenhang zwischen Übergewicht und Verletzungshäufigkeit in diesem Alter festgestellt werden.

Moseid et al. (2019) konnten keinen Zusammenhang zwischen einer erhöhten Verletzungshäufigkeit und Multisport- beziehungsweise Einzelsportathlet*innen feststellen. Jedoch zeigte sich ein statistisch signifikant erhöhtes Risiko (p < 0,05) für akute Verletzungen bei Proband*innen, die sich vor dem Alter von zwölf Jahren auf eine Sportart spezialisiert hatten. Sie fanden ebenfalls heraus, dass akute Verletzungen in technisch anspruchsvollen Sportarten und in Teamsportarten im Vergleich zu Ausdauersportarten statistisch signifikant häufiger auftraten (p < 0,05) und dass diese Proband*innen sich früher in einer Sportart spezialisieren. Es konnte kein Zusammenhang zwischen dem Alter zum Zeitpunkt der Spezialisierung und Überlastungsverletzungen festgestellt werden.

Rauh et al. (2018) stellten in der durchgeführten Studie fest, dass die Probandinnen mit einem hohen Grad an Spezialisierung 1.75-mal öfter muskuloskelettale Verletzungen erlitten als jene mit einem mittleren oder geringen Grad, dieser Wert erwies sich als statistisch signifikant (p = 0,02). Des Weitern stellte sich heraus, dass alle Athleten mit einem hohen Grad der Spezialisierung, welche eine Verletzung an einem gewissen Körperteil erlitten hatten, sich dieses mit hundertprozentiger Wahrscheinlichkeit wieder verletzten. 82,4 Prozent der Sportart bezogenen Verletzungen wurden als chronische Überlastungsverletzungen definiert. Die hoch spezialisierten Probandinnen wiesen außerdem viermal häufiger Oligomenorrhö auf als jene mit mittlerem oder geringem Grad, auch dieser Wert wies eine statistische Signifikanz auf (p = 0,0005). Ebenso zeigte sich, dass Probandinnen mit einem hohen Grad der Spezialisierung statistisch signifikant (p = 0,001) häufiger BMI-Werte aufwiesen, die unter 17.5 lagen.

4 Diskussion

Zur Beantwortung der Forschungsfrage „Beeinflusst eine frühe Spezialisierung auf eine einzige Sportart im Kindes- und Jugendalter in der weiteren sportlichen Laufbahn die Verletzungshäufigkeit?" wurden fünf Volltext-Studien sowie ein Systematic Review mit inkludierter Metaanalyse herangezogen. Die Literaturrecherche wurde auf den Plattformen PubMed und Researchgate durchgeführt. Trotz der Suche in weiteren Datenbanken wie Pedro und Google Scholar konnten außer den bereits verwendeten Studien keine weiteren Ergebnisse gefunden werden, die für diese Arbeit relevant gewesen wären. Auch die Suche mit weitern Keywords wie „single sport" oder „multi sport" erbrachte keine weiteren Ergebnisse. Das eingeschlossene Systematic Review von Bell et al. (2018a) hatte zur Folge, dass der Suchzeitraum nicht weiter ausgedehnt werden konnte da dies andernfalls zu Überschneidungen geführt hätte.

Bell et al. (2018a) schlossen Studien in die Analyse ein, die vor beziehungsweise im Jahr 2017 veröffentlicht wurden. Aufgrund der Tatsache, dass die weiteren verwendeten Studien allesamt nach dem Systematic Review von Bell et al. (2018a) veröffentlicht wurden, konnten Überschneidungen zwischen den Studien und dem Systematic Review ausgeschlossen werden. Daraus lässt sich ableiten, dass diese alle in den Jahren 2018 und 2019 veröffentlicht wurden, weswegen die hervorragende Aktualität der verwendeten Daten positiv hervorgehoben werden sollte.

Die gewählten Studien wiesen durchwegs einen hohen STROBE Score von 20 bis 21 erfüllten Kriterien von maximal 22 möglichen auf. Dies spricht für eine hohe Qualität und Nachvollziehbarkeit des Studiendesigns. Keine der gewählten Studien erfüllt Kriterium 22, welches Aufschluss über die Art der Finanzierung der Studie gibt. Es findet sich jedoch in allen Studien eine Passage, in der ein Interessenskonflikt der Autoren ausdrücklich ausgeschlossen wird. Das ebenfalls in die Arbeit einbezogene Systematic Review mit Metaanalyse von Bell et al. (2018a) erfüllt elf von elf der AMSTAR kompakt Kriterien und ist somit von sehr guter Qualität. Abgesehen von Confino et al. (2019) weisen alle Studien einen Level of Evidence IIa auf. Dies beruht auf der Tatsache, dass Confino et al. (2019) seine Recherche ausschließlich auf Online-Datenbanken stützte. Um jedoch eine größere sportliche Bandbreite abzudecken und infolgedessen eine bessere Umlegbarkeit auf einen größeren Teil der Bevölkerung zu gewährleisten, wurde diese Studie ebenfalls eingeschlossen. Des Weiteren führten Confino et al. (2019) ihre Recherchen in den Datenbanken der MLB und MiLB durch. Nach umfassender Überprüfung durch den Autor konnte festgestellt werden, dass diese äußerst umfangreich sind und eine umfassenden Datenerhebung erlauben. In Kombination mit der Fragestellung, die auch den sportlichen Erfolg der Proband*innen anhand der gespielten MLB Spiele erhob, führte dies zum Entschluss, die Studie miteinzubeziehen.

Der hohe STROBE-Score der Studien, die allesamt erfüllten AMSTAR kompakt Kriterien des Systematic Reviews, der mit einer Ausnahme hohe Level of Evidence von IIa, sowie die zeitliche Aktualität der Studien sorgen für eine qualitativ hochwertige Ausgangslange. Positiv hervorzuheben ist des Weiteren der Umstand, dass mit Ausnahme der Studie von Confino et al. (2019), welche ein retrospektives Studiendesign aufweist, alle weiteren verwendeten Studien ihre Daten prospektiv erhoben. Die Daten von prospektiven Studien werden im Vergleich zu retrospektiven Studien erst nach der Aufstellung der Hypothese gesammelt, um diese zu überprüfen. Aufgrund dessen können Daten zielgerichtet erhoben werden. In weitere Folge erlaubt die Summation all diese Faktoren nach den Kriterien der Strenght-of-Recommendation Taxonomy (SORT) (Ebell et al. 2004) eine wissenschaftliche Handlungsempfehlung mit dem Grad B oder höher. Ebenso grenzen die genannten Faktoren diese Arbeit von dem Systematic Review von Bell et al. (2018a) ab, denn diese verwendeten mit einer Ausnahme ausschließlich retrospektive Daten.

Das Alter der untersuchten Proband*innen reichte von zehn Jahren bis 19 Jahre. Da die verschiedenen Studien sowohl an Mädchen als auch Jungen durchgeführt wurden und die Summe der Studien eine sehr große Bandbreite an Sportarten abdeckt, lässt sich das Ergebnis dieser Arbeit auf einen Großteil der Bevölkerung in eben jenem Bereich umlegen. Die Ein- und Ausschlusskriterien ähnelten sich in allen Studien sehr stark, weswegen die Homogenität der Proband*innen positiv hervorzuheben ist. In allen Studien wurde die 3-Point-Jayanthi Skala (Jayanthi et al. 2015) oder ein vergleichbares Tool verwendet, um den Grad der sportlichen Spezialisierung zu erheben. Dies führt zu einer sehr guten Vergleichbarkeit der Studien und ist positiv hervorzuheben, denn, wie anfangs bereits erwähnt, herrscht unter den Verschiedenen Autor*innen und Expert*innen kein gemeinsamer Konsens über eine Definition der sportlichen Spezialisierung. Ebenfalls zu einer besseren Vergleichbarkeit der Studien trägt der Umstand bei, dass bei allen Studien die Ergebnisse in einer Tabelle für Proband*innen mit einem hohen und einem geringen Grad der sportlichen Spezialisierung gegenübergestellt wurden. Positiv hervorzuheben sind hier das Systematic Review von Bell et al. (2018a) sowie die Studien von Bell et al. (2018b), Moseid et al. (2019) und Rauh et al.

(2018), da diese zusätzlich Proband*innen mit einem moderaten Grad der sportlichen Spezialisierung unterscheiden. Die eingeschlossenen Studien lassen sich auch hinsichtlich der Daten über erlittene Verletzungen sehr gut miteinander vergleichen, denn alle Studien beziehen sich ausschließlich auf Verletzungen, die in Zusammenhang mit der Ausübung einer sportlichen Tätigkeit stehen. Mit Ausnahme des Systematic Reviews von Bell et al. (2018a), welches sich einzig und allein auf Überlastungsverletzungen bezieht und akute Verletzungen nicht erhob, unterscheiden alle anderen Studien zwischen Überlastungsverletzungen und akuten Verletzungen und auch die Definition einer Verletzung ist in allen Studien vergleichbar.

Der Untersuchungszeitraum erstreckte sich von sechs Monaten bei Moseid et al. (2018) über ein beziehungsweise zwei Jahre bei Bell et al. (2018b) und Rauh et al. (2018) bis hin zu sieben Jahren bei Field et al. (2019). Durch die zum Teil sehr langen Zeiträume der Ausführung der Studien lassen sich auch längerfristige Trends erkennen, was besonders positiv auffällt. Auch lassen sich aufgrund der Gewählten Zeiträume sowohl die Auswirkungen der unterschiedlichen Grade der Spezialisierung hinsichtlich akuter Verletzungen als auch Verletzungen, welche die Folge von Überlastungen sind, beobachten. Der im Vergleich eher kurz gewählte Untersuchungszeitraum von Moseid et al. (2018) sollte jedoch dahingehend hinterfragt werden, ob dieser besonders im Hinblick auf Überlastungsverletzungen zu kurz gewählt worden sein könnte, um statistisch signifikante Unterschiede zwischen den Gruppen zu erkennen.

Um eine Erinnerungsverzerrung (Recall Bias) zu vermeiden, wurden in keiner Studie rückwirkend Daten über einen Zeitraum der größer als zwölf Monate war erhoben. Dieses Bias ist insbesondere bei retrospektiven Studien ein häufig auftretendes Problem, welches von Confino et al. (2019) durch den Umstand umgangen werden konnte, dass sie ihre Daten aus den Online-Datenbanken der MLB erhoben, welche zeitnah aktualisiert wird.

Zusammengefasst wurden in allen eingeschlossenen Studien 17 647 Proband*innen untersucht. Dies ergibt eine sehr große Stichprobe, die eine gute Aussagekraft erlaubt. Das Systematic Review von Bell et al. (2018a) hat für sich allein betrachtet mit 5617 Proband*innen bereits eine sehr gute Aussagekraft. Bell et al. (2018b) und Confino et al. (2019) untersuchten 761 beziehungsweise 746 Proband*innen und fokussierten sich auf die Sportarten Fußball und Baseball, welche in den USA sehr populär sind, und somit den Zugang zu einer größeren Anzahl an Proband*innen erleichterten. Den mit Abstand größten Anteil der Proband*innen macht mit 10 138 die Studie von Field et al. (2018) aus. Diese große Anzahl war nur möglich, da sie sich an Kinder von Proband*innen einer vorangegangen Studie an Krankenschwestern wanden. Die große Anzahl der Proband*innen ist eine der Stärken der Untersuchung und ist somit positiv hervorzuheben. Denn diese ermöglicht es, dass die Ergebnisse aufgrund der Vielzahl der eingeschlossenen Sportarten auf einen Großteil der Bevölkerung im Alter zwischen zehn und achtzehn Jahren umgelegt werden können. Jedoch folgt daraus auch, dass sich aufgrund des Studiendesigns und der großen Varietät an Sportarten wiederum nur schwer Aussagen für einzelne Sportarten treffen lassen. Die Stichprobengröße von Moseid et al. (2019) erscheint auf den ersten Blick mit 259 Proband*innen eher gering. Betrachtet man allerdings das Studiendesign genauer, relativiert sich auch dies, da sie ausschließlich an norwegischen Elite-Athleten im Alter von 16 Jahren durchgeführt wurde, die zuvor bereits die Aufnahmekriterien für eine von drei Elite-Sportakademien erfüllt haben mussten. Moseid et al. (2018b) unterschieden in ihrer Arbeit zwischen technisch anspruchsvollen Sportarten wie Lacrosse und Schwimmen, Teamsportarten wie Fußball und Floorball und Ausdauersportarten wie Langlaufen oder Geländelaufen. Die später noch eingehender diskutierten Ergebnisse lassen sich daher auf eben diese Sportarten umlegen. Kritisch betrachtet hat die Studie von Rauh et al. (2018) mit 126 anteilsmäßig den geringsten Anteil an Probandinnen. Dies wird jedoch durch den Umstand relativiert, dass die Studie sich ausschließlich auf weibliche Langstreckenläuferinnen an High-Schools im Alter zwischen 13 und 18 Jahren bezieht und somit sehr spezifisch in ihrer Thematik ist. Generell lässt sich das Ergebnis dieser Arbeit aufgrund der verwendeten Studienlage besonders gut auf Team- beziehungsweise Spielsportarten, insbesondere Fußball, Baseball, Basketball und Volleyball, sowie Ausdauersportarten wie Laufen, Radfahren und Skilanglaufen umlegen. Diese bildeten den größten Anteil unter den untersuchten Sportarten. Auch Randsportarten wie Cheerleading, Martial Arts oder Tanzen waren in den Stichproben enthalten. Jedoch lassen sich aufgrund der nicht weiter spezifizierten Ergebnisse keine sportartspezifischen Empfehlungen hierfür treffen.

Alle Studien sind sich in ihrem Ergebnis darin einig, dass ein hoher Grad der sportlichen Spezialisierung mit einem erhöhten Risiko für eine Vielzahl von Verletzungen assoziierbar ist. Jedoch gibt es einige Punkte, die kritisch betrachtet werden sollten. Bell et al. (2018b) berichten, dass Proband*innen mit einem hohen Grad der Spezialisierung zweimal häufiger sowohl akute als auch Überlastungsverletzungen dokumentierten (p < 0,05) als jene mit einem geringen Grad der Spezialisierung. Darüber hinaus konnte ein statistisch signifikanter Zusammenhang (p < 0,05) zwischen sportspezifischem Training in einer Sportart über mehr als acht Monate pro Jahr und einem 1.97-mal höherem Risiko für Überlastungsverletzungen festgestellt werden. Das erhöhte Risiko für akute Verletzungen könnte aber auch mit einer erhöhten Spielzeit bei Fußballwettkämpfen in Verbindung stehen, jedoch wurde die Einsatzzeit beziehungsweise die Zeit auf der Ersatzbank nicht gesondert erhoben. Somit weist die Studie von Bell et al. (2018b) in diesem Punkt Limitierungen auf. Des Weiteren definieren die Autoren als zusätzliche Risikofaktoren für Knieverletzungen das weibliche Geschlecht. Dies ist jedoch nicht überraschend, so kamen auch Owusu-Akyaw et al. (2018) zu dem Ergebnis, dass der Verletzungshergang am Beispiel der VKB Rupturen bei Männern und Frauen ähnlich abläuft und auch in einem späteren MRT Bild keine Unterschiede aufweist. Dass es beim weiblichen Geschlecht dennoch eine erhöhte Anfälligkeit für Bänderverletzungen im Bereich des Knies gibt, lässt sich erstens über einen größeren Q-Winkel[2] erklären, denn durch das in der Regel breitere Becken kommt es zu ungünstigeren Hebelverhältnissen. Zweitens sind Bandstrukturen bei Frauen in der Regel schlaffer als bei Männern (Biedert 2000).

Ähnlich wie Bell et al. (2018b) kamen auch Field et al. (2019) zu dem Schluss, dass Mädchen anfälliger für sportartbezogenen Verletzungen sind als Jungen. Jedoch revidierten sie im Gegensatz zu Bell et al. (2018b) dieses Ergebnis in ihrer Diskussion wieder, denn nachdem sie das gesamte Aktivitätsvolumen mit in die Berechnungen miteinbezogen hatten, gab es keinen Unterschied mehr zwischen den beiden Geschlechtern. Jedoch zeigte sich reduziert auf die Probandinnen ein Muster, denn Probandinnen welche ein gewisses wöchentliches Trainingspensum von Stunden pro Woche, das sich aus der Formel (Alter – drei) ergibt, überschritten, verletzten sich statistisch signifikant öfter (p < 0,05). Auch hier waren VKB Verletzungen am häufigsten, was sich ebenfalls mit den Ergebnissen von Bell et al. (2018b) deckt. Dies Erkenntnis wird von Jayanthi et al. (2015) unterstützt, die ebenfalls zu dem Ergebnis kamen, dass ein Trainingspensum in Stunden pro Woche, welches das Alter überschreitet, das Verletzungsrisiko erhöht und auf der Basis ihrer Untersuchung die 3-Point Jayanthi Skala entwickelten. Unter den Probanden*innen bei Field et al. (2019) war ein solches Muster nicht zu erkennen. Einen limitierenden Punkt in der Studie von Field et al.

---

[2] Der Q-Winkel ist definiert als der Winkel zwischen einer ersten Linie, die die Spina iliaca anterior superior und das Zentrum der Patella verbindet und einer zweiten Linie zwischen dem Zentrum der Patella und der Tuberositas Tibiae. (Biedert 2000)

(2019) stellt laut eigenen Angaben der Forscher*innen das Erhebungsdesign dar, denn die Proband*innen, welche befragt wurden, führten diese als Selbstreport durch, somit lassen sich Fehler in der Dokumentation nicht ausschließen. Zwar waren die Proband*innen angehalten, die Fragebögen mit Unterstützung ihrer Mütter auszufüllen, welche alle medizinische Fachkräfte waren, wobei sich dies zwar nicht kontrollieren lässt, die Fehleranfälligkeit aber dennoch reduziert haben sollte. Es konnte in der Untersuchung von Field et al. (2019) zwar kein Zusammenhang zwischen Übergewicht und Verletzungshäufigkeit bei den Proband*innen festgestellt werden, jedoch kamen Rauh et al. (2018) zu dem Ergebnis, dass auf der anderen Seite ein BMI von 17.5 oder geringer das Risiko für eine Stressfraktur und eine geringere Knochendichte erhöhen. Dieses Ergebnis wird von Paterno et al. (2013) gestützt, die sich in ihrer Studie mit der Prävention von Überlastungsverletzungen bei jugendlichen Sportler*innen beschäftigten und in einen niedrigen BMI ebenfalls als Risikofaktor definierten.

Moseid et al. (2019) konnten keinen Zusammenhang zwischen einer erhöhten Verletzungshäufigkeit und einem geringem beziehungsweise einem hohen Grad der sportlichen Spezialisierung feststellen. Jedoch zeigte sich ein statistisch signifikant erhöhtes Risiko ($p < 0,05$) für akute Verletzungen bei Proband*innen, die sich vor dem Alter von zwölf Jahren auf eine Sportart spezialisierten. Leider lässt sich nicht nachvollziehen, warum die Autor*innen gerade dieses Alter als Trennlinie zwischen früher und später Spezialisierung definierten. Jedoch ist demzufolge das Alter, in dem sich die Proband*innen spezialisieren, ein aussagekräftiger Faktor hinsichtlich der Anfälligkeit für akute Verletzungen. Dass der Grad der sportlichen Spezialisierung in der Studie von Moseid et al. (2019) weniger Aussagekraft über die Verletzungshäufigkeit gibt, als das Alter zum Zeitpunkt der sportlichen Spezialisierung, steht nicht im Wiederspruch mit den Erkenntnissen anderer Studien. Der Grund dafür könnte unter anderem im Studiendesign liegen. Denn die Proband*innen wurden aufgrund der Tatsache, dass sie die Aufnahme auf eine der drei Elite-Sportakademien geschafft hatten, mit hoher Wahrscheinlichkeit sehr umfassend betreut. Es lässt sich vermuten, das dieses sehr professionelle Trainingsumfeld und die damit einhergehende Betreuung der Athlet*innen Auswirkungen auf die Verletzungshäufigkeit hat, vor allem in Hinblick auf Überlastungsverletzungen. Ebenso wies die Studie mit einem Beobachtungszeitraum von sechs Monaten im Vergleich zu den anderen Studien die kürzeste Zeitspanne auf. Besonders im Hinblick auf Überlastungsverletzungen könnte dieser Zeitraum zu kurz gewählt worden sein, um statistisch signifikante Unterschiede zwischen den Gruppen zu erkennen.

Moseid et al. (2019) fanden ebenfalls heraus, dass akute Verletzungen in technisch anspruchsvollen Sportarten und in Teamsportarten im Vergleich zu Ausdauersportarten statistisch signifikant häufiger auftraten ($p < 0{,}05$) und dass diese Proband*innen sich früher spezialisierten hatten. Dies steht im Einklang mit den Erkenntnissen der weiteren eingeschlossenen Studien, denn vergleicht man diese miteinander wird die These unterstützt. Bell et al. (2018b) definierten 35,7 Prozent der Fußballspieler als hoch spezialisiert, Confino et al. (2019) sogar 68 Prozent der Baseballspieler. Dem gegenüber wiesen nur 21,4 Prozent der Läuferinnen in der Studie von Rauh et al. (2018) einen hohen Grad der Spezialisierung auf. Gestützt wird dies auch von den Aufzeichnungen von Field et al. (2019), denn betrachtet man diese, so zeigt sich, dass Turner*innen, Fußball- und Baseballspieler*innen in diesem Alter weit mehr Zeit mit zielgerichtetem sportartspezifischem Training verbringen, als Läufer*innen oder Schwimmer*innen. Weitere Risikofaktoren zu definieren fällt aufgrund der aktuellen Studienlage schwer, allgemein herrscht unter den Autoren Konsens darüber, dass der größte Einflussfaktor der Trainingsumfang ist. So kamen Launay et al. (2015) zu dem Schluss, dass einzelne Faktoren für sich allein gesehen selten zu Überlastungsverletzungen führen, jedoch letzten Endes vielmehr die Summation mehrerer Umstände wie beispielsweise unzureichende Schlafdauer, Mangelernährung oder schlechtes Schuhwerk, zusätzlich zum Trainingsumfang ein Auslöser sein können. In den verwendeten Studien wurde von den von Launay et al. (2015) genannten Risikofaktoren ausschließlich das Trainingspensum erhoben. Eine effektive Möglichkeit um Überlastungsverletzungen wie beispielsweise Stressfrakturen vorzubeugen zeigen Fredericson et al. (2005) auf. Sie fanden heraus, dass sich das Risiko für Stressfrakturen der unteren Extremitäten bei Läufer*innen signifikant verringerte, wenn diese in ihrer Kindheit regelmäßig Ballsportarten ausgeübt hatten. Sie schlussfolgerten, dass sich aufgrund der multidirektionalen und schnell wechselnden Belastungen der Ballsportarten eine größere Knochendichte entwickelte hatte, was wiederum einen Multisport-Ansatz unterstützt.

Ein weiterer positiv hervorzuhebender Punkt im Studiendesign von Moseid et al. (2019) betrifft die Minimierung der Fehleranfälligkeit bezogen auf die Datenerhebung und Dokumentation. Denn Verletzungen mussten zusätzlich mit dem Oslo Sports Trauma Research Centre questionaire on health problems (OSTRC) (Clarsen et al. 2013) dokumentiert werden. Dies geschah in einem wöchentlichen Rhythmus, wobei bei einer Aufzeichnung von Verletzung oder Krankheit unverzüglich ein Interview per Telefon oder persönlich stattfand, um weitere

Informationen zu sammeln. Dies sorgte dafür, dass die Daten zu jedem Zeitpunkt aktuell waren und Unklarheiten beseitigt werden konnten, um Fehler in der Dokumentation zu vermeiden. Die Proband*innen mussten zusätzlich ein Trainingstagebuch führen, in dem sie die Umfänge des Trainings und ihr körperliches Befinden festhielten. Das Trainer*innen-Team wurde ebenfalls gebeten, die Leistung der Proband*innen zu evaluieren. Am Ende der Untersuchungsperiode wurde mit allen Proband*innen ein persönliches Interview durchgeführt, bei dem die vorhandenen Aufzeichnungen ein weiteres Mal besprochen wurden. Auch dies sorgte dafür, dass Unklarheiten in den Aufzeichnungen beseitigt werden konnten und erhöht die Qualität sowie die Informationsdichte der Untersuchung. Doch auch bei Moseid et al. (2019) findet sich bei genauerer Betrachtung ein limitierender Faktor, dessen Auswirkungen sich leider nicht eruieren lassen. Denn es nahmen nur jene Schüler*innen an der Studie teil, die zu Beginn der Studie an einer der drei Elite-Sportakademien anwesend waren, jedoch befanden sich 18 Prozent der Schüler*innen zum Startzeitpunkt der Erhebung bei Wettkämpfen oder im Trainingslager im Ausland und wurden in weiterer Folge nicht berücksichtigt. Jedoch sollte sich dies auf die Erhebung der Verletzungsanfälligkeit weniger stark ausgewirkt haben, als auf die Erhebung des Perfomance Levels.

Ähnlich wie bei Moseid et al. (2019) wurde auch in der Studie von Rauh et al. (2018) zusätzlich zu den eigenständigen Aufzeichnungen der Probandinnen das Team der Trainer*innen befragt und somit die Qualität und Informationsdichte der erhobenen Daten gesteigert. Die Probandinnen füllten wöchentlich einen Fragebogen aus, auf dem sie Angaben zu den Trainingsstunden pro Woche in den einzelnen Sportarten, sowie der Aktivitätszeit in weiteren schulischen Aktivitäten und ihrer Verletzungshistorie machten. Außerdem wurden sie nach ihrem Menstruationsstatus befragt und in welchem Alter diese begonnen hatte. Gefragt wurde auch nach dem Auftreten von Amenorrhoe und Oligomenorrhö und dem Einnameverhalten von Hormonpräparaten wie der Pille. Vor jeder Trainingseinheit füllten die Trainer*innen zusätzlich einen Injury report aus und die Probandinnen waren angehalten, bereits geringste Symptome an die Trainer*innen zu melden. Somit konnten Fehler in der Aufzeichnung vermieden werden. Des Weiteren stellt die Untersuchung ein gutes Beispiel dafür dar, dass frühe sportliche Spezialisierung nicht nur Auswirkungen hinsichtlich der Verletzungshäufigkeit hat, sondern sich bei Mädchen auch in anderen Symptomen wie Oligomenorrhö äußern kann.

Die Studie von Confino et al. (2019) war die erste ihrer Art, welche die Folgen von früher sportlicher am Beispiel von Baseballspielern untersucht, somit gibt es bis jetzt keinerlei Vergleichswerte in diesem Feld. Jedoch war dies die einzige Studie, welche nicht nur den Zusammenhang zwischen dem Grad der sportlichen Spezialisierung und diversen Verletzungen erhob, sondern auch den Erfolg der Spieler und deren Karrierelänge. Bei Betrachtung dieser Ergebnisse zeigt sich, dass beide Gruppen dieselbe Anzahl an möglichen MLB Spielen hatten, jedoch verbrachten die Spieler mit einem hohen Grad der Spezialisierung aufgrund von Verletzungen statistisch signifikant ($p < 0,05$) mehr Zeit auf der Ersatzbank. Dieses Ergebnis lässt sich aufgrund des Studiendesigns zwar nicht auf andere Sportarten umlegen, sollte aber dennoch einen Trend für zukünftige Empfehlungen darstellen. Dieses Ergebnis deckt sich außerdem mit den Erkenntnissen aus dem Systematic Review von Bell et al. (2018a), denn diese berichten, dass sich im Vergleich von Elite-Athleten die erfolgreichsten unter ihnen erst zu einem späteren Zeitpunkt in ihrer sportlichen Laufbahn auf eine einzige Sportart konzentrierten und in ihrer Schulzeit eine größeren Bandbreite an Sportarten ausübten. Bell et al. (2018a) zufolge führt dies zu einer ausgeglicheneren Entwicklung der sportmotorischen Fähigkeiten.

Ein weiterer Punkt, in dem sich alle Autor*innen einig sind, ist, dass die Folgen früher sportlicher Spezialisierung nicht unmittelbar sofort eintreten müssen, sondern auch zeitverzögert auftreten können. So zeigen beispielsweise die Untersuchung von Confino et al. (2019) also auch von Rauh et al. (2018), dass die Proband*innen mit einem hohen Grad der sportlichen Spezialisierung ein weitaus höhere Risiko für eine erneute Verletzung eines bereits in der Vergangenheit betroffenen Körperteiles haben, als jene mit geringerer Spezialisierung. Abgesehen von Moseid et al. (2019), deren Untersuchungszeitraum zu kurz gewählt war, um zu diesem Punkt eine Aussage treffen zu können, gaben alle Autor*innen an, dass sich das Risiko für jegliche Art von Verletzungen statistisch signifikant erhöht, sobald sich die Proband*innen acht Monate oder länger ausschließlich auf eine Sportart fokussierten.

5 Schlussfolgerung

Aufgrund der dargestellten Ergebnisse kann die anfangs gestellte Forschungsfrage „Beein-flusst eine frühe Spezialisierung auf eine einzige Sportart im Kindes- und Jugendalter in der weiteren sportlichen Laufbahn die Verletzungshäufigkeit?" eindeutig affirmativ? beantwortet werden.

Aus der Literaturanalyse der sechs ausgewählten Studien geht eindeutig hervor, das sowohl das Alter zum Zeitpunkt der sportlichen Spezialisierung, als auch der Grad der sportlichen Spezialisierung, eine maßgebliche Rolle im Hinblick auf die Verletzungshäufigkeit spielen.

Für Verletzungen, welche die Folge einer Überlastung sind, lässt sich anhand der analysierten Studien eindeutig postulieren, dass eine frühe sportliche Spezialisierung das Risiko für eben jene Verletzungen im Schnitt verdoppelt, wobei sich ein eindeutiger Trend zeigt, dass dieses Risiko bei technisch anspruchsvollen Sportarten weiter ansteigt. Hier ist besonders die Sportart Schwimmen zu erwähnen, die zwar allgemein als gelenkfreundlich gilt, jedoch besonders für die Schultergelenke eine sehr einseitige Belastung darstellt.

Bezogen auf akute Verletzungen zeigt sich mit Ausnahme des Systemtatic Reviews von Bell et al. (2018a), welche sich ausschließlich auf Überlastungsverletzungen konzentrierten, dass diese in Teamsportarten und technisch anspruchsvollen Sportarten signifikant öfter auftreten als bei Ausdauersportarten.

Auf Basis der Studienlage lässt sich außerdem eindeutig feststellen, dass eine Spezialisierung vor dem zwölften Lebensjahr das Risiko sowohl eine Überlastungsverletzung als auch eine akute Verletzung zu erleiden signifikant erhöht. Ebenso lässt sich auf Grundlage der erhobenen Daten die Schlussfolgerung ziehen, dass sich das Risiko sportartbezogenen akute Verletzungen und Verletzungen aufgrund von Überlastungen zu erleiden minimieren lässt, indem man erst nach dem vierzehnten Lebensjahr langsam beginnt sich zu spezialisieren. Anhand der Studie von Rauh et al. (2018) zeigt sich, dass sich bei Mädchen die Folgen früher sportlicher Spezialisierung nicht nur in Form von Verletzungen äußern können, sondern auch in einem signifikant höherem Risiko für Oligomenorrhö und einem BMI unter 17.5, welcher wiederum mit einem erhöhtem Risiko für Stressfrakturen und geringerer Knochendichte einhergeht (Kandemir et al. 2017). Anhand der Studien von Bell et al. (2018a), Confino et al. (2019) und Moseid et al. (2019) lässt sich außerdem sagen das frühe sportliche Spezialisierung keinen Indikator für den späteren sportlichen Erfolg darstellt.

Für zukünftige Studien wäre es sinnvoll zusätzlich zur 3-Point-Jayanthi Skala (Jayanthi et al. 2015) weitere standardisierte Möglichkeiten zu finden, um den Grad der sportlichen Spezialisierung zu definieren und somit für eine noch bessere Vergleichbarkeit der Studien untereinander zu sorgen. Außerdem wäre es von großem Nutzen, wenn nicht nur Informationen über die Art der Verletzung, sondern auch genauere Informationen über den Verletzungshergang gesammelt werden würden.

Abschließend lässt sich auf Basis der Strenght-of-Recommendation Taxonomy (Ebell et al. 2004) und unter berücksichtig der Qualität sowie der Datenlage der einbezogenen Studie eine wissenschaftliche Handlungsempfehlung mit dem Grad A aussprechen. Diese Empfehlung drückt sich eindeutig gegen eine sportliche Spezialisierung vor dem vierzehnten Lebensjahr.

Unabhängig von der Sportart sollte das Bestreben herrschen, eine umfassenden und Vielfältige Trainingsbetreuung zu implementieren, mit dem Ziel, alle sportmotorischen Fähigkeiten gleichermaßen zu entwickeln und somit eine breite Basis zu schaffen, die Verletzungen vorbeugt und in spätere Folge den Grundstein für eine erfolgreiche sportliche Laufbahn bildet.

Literaturverzeichnis

Asmus, Stefan (1991): Physische und motorische Entwicklung im Kindes- und Jugendalter. Kassel: Gesamthochsch.-Bibliothek (= Psychomotorik in Forschung und Praxis, Bd. 8).

Bell, David; Post, Eric; Biese, Kevin et al. (2018a): „Sport Specialization and Risk of Overuse Injuries: A Systematic Review With Meta-analysis." *Pediatrics.* 142 (3). DOI: https:// doi. org/ 10. 1542/ peds. 2018- 0657 (Zugriff am 20.11.2019).

Bell, David; Pamela, Lang; Tamara, Valovich McLeod et al. (2018b): „Sport Specialization Is Associated With Injury History in Youth Soccer Athletes." *Athletic Training & Sports Health Care.* 10 (6). DOI: 10.1177/2325967119832399 (Zugriff am 20.11.2019).

Biedert, R. M. (2000): „Korrelation zwischen Q-Winkel und Patellaposition." In: Wirth, Carl Joachim; Rudert, Maximilian (Hg.): Das patellofemorale Schmerzsyndrom. Steinkopff: Heidelberg, 78-86. DOI: https://doi.org/10.1007/978-3-642-57717-8_7 ISBN: 978-3-642-63334-8.

Clarsen, Benjamin; Rønsen, Ola; Myklenbust, Grethe et al. (2013): „The Oslo Sports Trauma Research Center questionnaire on health problems: a new approach to prospective monitoring of illness and injury in elite athletes." *British Journal of Sports Medicine.* 48, 754. DOI: 10.1136/bjsports-2012-092087 (Zugriff am 21.04.2020).

Confino, Jamie; Irvine, James, O'Connor, Michaela et al. (2019): „Early Sports Specialization Is Associated With Upper Extremity Injuries in Throwers and Fewer Games Played in Major League Baseball." *Orthopaedic Journal of Sports Medicine.* 7 (7). DOI: 10.1177/2325967119861101 (Zugriff am 21.11.2019).

DiFiori, John; Benjamin, Holly; Brenner, Joel et al. (2014): „Overuse injuries and burnout in youth sports: a position statement from the American Medical Society for Sports Medicine." *British Journal of Sports Medicine.* 48 (4). DOI: 10.1136/bjsports-2013-093299 (Zugriff am 20.11.2019).

Doidge, Norman (2007): The Brain That Changes Itself: Stories of Personal Triumph from the Frontiers of Brain Science. New York: Viking Penguin. ISBN: 9781101147115

Ebell, Mark; Siwek, Jay; Weiss, Barry et al. (2004): „Strength of recommendation taxonomy (SORT): a patient-centered approach to grading evidence in the medical literature." *American Family Physician.* 69: 548-56. DOI: 10.3122/jabfm.17.1.59. (Zugriff am 06.06.2020).

Elm, E.; Altmann, D.; Egger, M. et al. (2008): „Das Strengthening the Reporting of Observational Studies in Epidemiology (STROBE-)Statement: Leitlinien für das Berichten von Beobachtungsstudien." http://doc.rero.ch/record/319252?ln=de (Zugriff am 01.04.2020).

Ericsson, K. Anders; Krampe, Ralf; Heizman, Stefanie et al. (1993): „Can we create gifted people?" In: Bock, Gregory; Ackrill, Kate (Hg.): Ciba Foundation Symposium 178 - The Origins and Development of High Ability: The Origins and Development of High Ability: Ciba Foundation Symposium 178: 222-249. DOI: 10.1002/9780470514498.ch14 (Zugriff am 02.04.2020).

Field, Alison; Frances, Tepolt; Yang, Daniel et al. (2019): „Injury Risk Associated With Sports Specialization and Activity Volume in Youth." *Orthopaedic Journal of Sports Medicine*. 7 (9). DOI: 10.1177/2325967119870124 (Zugriff am 19.11.2019).

Fredericson, Michael; Ngo, Jessica; Cobb, Kristin (2005): „Effects of Ball Sports on Future Risk of Stress Fracture in Runners." *Clinical Journal of Sport Medicine*. 15 (3): 136-141. DOI: 10.1097/01.jsm.0000165489.68997.60 (Zugriff am 11.06.20 2020).

Jayanthi, Neeru; LaBella, Cynthia; Fischer, Daniel et al. (2015): „Sports-Specialized Intensive Training and the Risk of Injury in Young Athletes: A Clinical Case-Control Study." *American Journal of Sports Medicine*. 43 (4): 794-801. DOI: 10.1177/0363546514567298 (Zugriff am 15.11.2019).

Jayanthi, Neeru; Post, Eric; Torrance, Laury et al. (2019): „Health Consequences of Youth Sport Specialization." *Journal of Athletic Training*. 54 (10). DOI: https://doi.org/10.4085/1062-6050-380-18 (Zugriff am 13.11.2019).

Kandemir, Nurgun; Becker, Kenda; Slattery, Meghan et al. (2017): „Impact of Low-Weight Severity and Menstrual Status on Bone in Adolescent Girls with Anorexia Nervosa." *The International Journal of Eating Disorders*. 50 (4): 359-369. DOI: 10.1002/eat.22681(Zugriff am 07.06.2020).

Krutsch, Werner; Memmel, Clemens; Krutsch, Volker et al. (2019): „High return to competition rate following ACL injury – A 10-year media-based epidemiological injury study in men's professional football." *European Journal of Sport Science*. 1-9. DOI 10.1080/17461391.2019.1648557 (Zugriff am 14.11.2019).

Launay, F. (2015): „Sports-related overuse injuries in children". *Orthopaedics & Traumatology, Surgery & Research: OTSR*. 101 (1): 139-47. DOI: 10.1016/j.otsr.2014.06.030 (Zugriff am 11.06.2020).

Moseid, Christine; Grethe, Myklebust; Morten, Fagerland et al. (2019): „The association between early specialization and performance level with injury and illness risk in youth elite athletes." *Scandinavian Journal of Medicine & Science in Sports*. 29 (3): 460-468. DOI: 10.1111/sms.13338 (Zugriff am 13.11.2019).

Owusu-Akyaw, Kwadwo; Kim, Sophia; Spritzer, Charles et al. (2018): „Determination of the Position of the Knee at the Time of an Anterior Cruciate Ligament Rupture for Male Versus Female Patients by an Analysis of Bone Bruises." *The American Journal of Sports Medicine*. DOI: 10.1177/0363546518764681 (Zugriff am 06.06.2020).

Pasulka, Jacqueline; Neeru, Jayanthi; McCann, Ashley et al. (2017): „Specialization Patterns Across Various Youth Sports and Relationship to Injury Risk." *The Physician and Sportsmedicine*. 45 (3): 344-352. DOI: 10.1080/00913847.2017.1313077 (Zugriff am 13.11.2019).

Paterno, Mark; Taylor-Haas, Jeffery; Myer, Gregory et al. (2013): „Prevention of Overuse Sports Injuries in the Young Athlete." *The Orthopedic Clinics of North America*. 44 (4): 553-564. DOI: 10.1016/j.ocl.2013.06.009 (Zugriff am 11.06.2020).

Rauh, Mitchell; Adam, Tenforde; Michelle, Barrack et al (2018): „Associations Between Sport Specialization, Running-Related Injury, and Menstrual Dysfunction Among High School Distance Runners." *Athletic Training & Sports Health Care*. 10 (6): 260-269. DOI: https://doi.org/10.3928/19425864-20180918-01 (Zugriff am 21.11.2019).

Rugg, Caitlin; Kadoor, Adarsh; Feeley, Brian et al. (2017): „The Effects of Playing Multiple High School Sports on National Basketball Association Players' Propensity for Injury and Athletic Performance". *The American Journal of Sports Medicine*. 46 (2): 402-408. DOI: 10.1177/0363546517738736 (Zugriff am 14.11.2019).

Shea, B.; Grimshaw, J.; Wells, G. et al. (2007): „Development of AMSTAR: a measurement tool to assess the methodological quality of systematic reviews." *BMC Med Res Methodology*. 7. DOI: https://doi.org/10.1186/1471-2288-7-10 (Zugriff am 03.04.2020).

Swindell, Hasani; Marcille, Melanie; Trofa, David et al (2019): „An Analysis of Sports Specialization in NCAA Division I Collegiate Athletics." *Orthopaedic Journal of Sports Medicine*. 7 (1). DOI: 10.1177/2325967118821179 (Zugriff am 14.11.2019).

Textor, Martin (2019): „Gehirnentwicklung im Kleinkindalter - Konsequenzen für die frühkindliche Bildung." Das Kita Handbuch. https://www.kindergartenpaedagogik.de/fach-artikel/psychologie/779 (Zugriff am 17.02.2020).

Wiener Zeitung (14.08.2012). Schulsport: Schule kann Bewegungsdefizit nicht kompensieren. https://www.wienerzeitung.at/nachrichten/sport/mehr-sport/479795-Schulsport-Schule-kann-Bewegungsdefizit-nicht-kompensieren.html (Zugriff am 09.04.2020).

Tabellenverzeichnis

Anhang

Tabelle 11

STROBE Kriterien (von Münster-Kistner, 2020)

Erfüllte STROBE Kriterien der Studien	Score	1	2	3	4	5	6	7	8	9	10	11
Bell et al (2018b)	20/22	X	X	X	X	X	X	X	X	X		X
Confino et al (2019)	20/22	X	X	X	X	X	X	X	X		X	X
Field et al (2019)	21/22	X	X	X	X	X	X	X	X	X	X	X
Moseid et al (2019	21/22	X	X	X	X	X	X	X	X	X	X	X
Rauh et al (2018)	21/22	X	X	X	X	X	X	X	X	X	X	X

Tabelle 12

STROBE Kriterien (von Münster-Kistner, 2020)

Erfüllte STROBE Kriterien der Studien	12	13	14	15	16	17	18	19	20	21	22
Bell et al (2018b)	X	X	X	X	X	X	X	X	X	X	
Confino et al (2019)	X	X	X	X	X	X	X	X	X	X	
Field et al (2019)	X	X	X	X	X	X	X	X	X	X	
Moseid et al (2019	X	X	X	X	X	X	X	X	X	X	
Rauh et al (2018)	X	X	X	X	X	X	X	X	X	X	

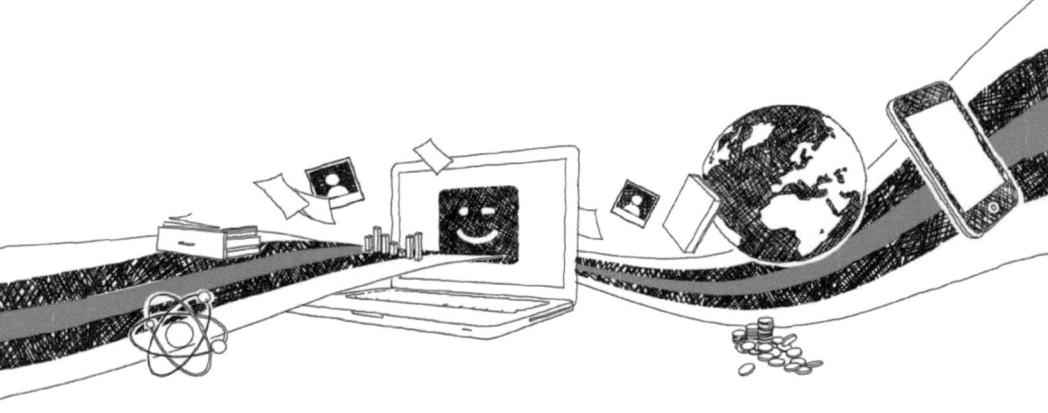
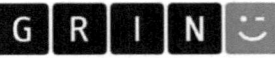